COMMENT ON SE DÉFEND

CONTRE

LA TUBERCULOSE

(Avec l'exposé d'un nouveau traitement des maladies respiratoires)

PAR

Le Dr HENRI MENDEL

Ancien Interne des Hôpitaux de Paris

DEUX FIGURES DANS LE TEXTE

Prix : 1 franc

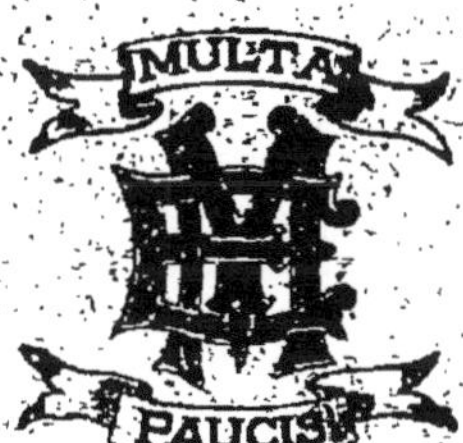

PARIS

L'ÉDITION MÉDICALE

29, RUE DE SEINE, 29

COMMENT ON SE DÉFEND

CONTRE LA

TUBERCULOSE

*(Avec l'exposé d'un nouveau traitement
des maladies respiratoires.)*

COMMENT ON SE DÉFEND

CONTRE

LA TUBERCULOSE

(Avec l'exposé d'un nouveau traitement des maladies respiratoires)

PAR

Le Dʳ HENRI MENDEL

Ancien Interne des Hôpitaux de Paris

DEUX FIGURES DANS LE TEXTE

Prix : 1 franc

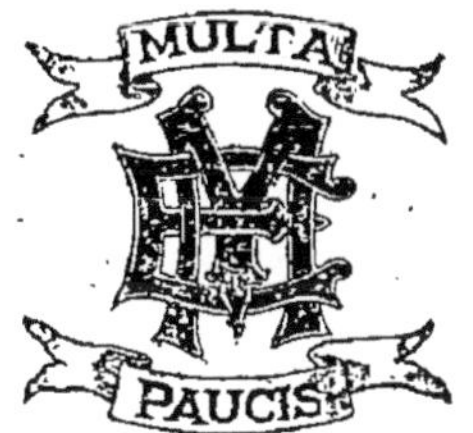

PARIS

L'ÉDITION MÉDICALE

29, RUE DE SEINE, 29

AVANT-PROPOS

—

La tuberculose est toujours à l'ordre du
jour, et l'on est toujours sûr, en parlant de
cette affection, d'intéresser non seulement les
malades et leurs proches, mais encore le public tout entier qui la redoute avec raison et
veut connaître le danger pour être en mesure
de mieux l'éviter.

Nous avons donc accepté avec empresse-
ment l'offre d'écrire sur ce sujet toujours
actuel ce petit livre de la collection aujourd'hui si appréciée des « Comment on
défend. »

Pour certains, il est mauvais d'écrire des
livres pour les *gens du monde*, car, munis
d'un semblant d'instruction médicale, ils ont
tendance à discuter avec l'homme de l'art ou
même à vouloir se traiter eux-mêmes. Nous
pensons que si les meilleures choses ont leurs
abus, il n'est pas mauvais, d'autre part,
d'éclairer le public, de lui présenter simple-

ment les grandes lignes de la science et de le mettre en mesure de penser et de juger par lui-même.

Nous avons donc l'espoir que ce petit travail sera bien accueilli, qu'il pourra prémunir ceux dont la santé est bonne et donner confiance à ceux qui sont aux prises avec une des maladies les plus fréquentes et les plus graves de ce temps, quoiqu'elle soit évitable et curable.

Dr MENDEL,
123, faubourg Saint-Honoré.

COMMENT ON SE DÉFEND

CONTRE LA

TUBERCULOSE

PREMIÈRE PARTIE.

Comment on se défend contre la Tuberculose quand on en est indemne.

I. — La graine tuberculeuse.

On appelle maladie infectieuse une affection causée par l'introduction dans l'organisme d'un germe vivant qui l'empoisonne, qui l'infecte. A ce point de vue on peut considérer le corps humain comme une place forte menacée constamment par des assaillants nombreux; ceux-ci guettent un point faible ou attendent avec patience une défaillance de la forteresse pour s'y introduire et s'en rendre maîtres. Si quelques maladies sont dites infectieuses à cause de leur caractère général et de leur marche, sans qu'on ait jamais pu isoler l'agent infectieux responsable (rougeole, scarlatine, etc...), il en est d'autres, comme la tuberculose, dont on a pu reconnaître et étudier le germe, auteur de l'infection. Ce germe vivant a été découvert par R. Koch en 1882 et a été nommé le *bacille* de la tuberculose. Le bacille, comme on le voit sur la figure ci-dessous, se présente sous forme de bâtonnets souvent renflés à leurs extrémités et amincis à leur milieu. Leur longueur moyenne est de 2 à 8 millièmes de millimètre. On les rencontre en grand nombre dans les crachats des phtisiques.

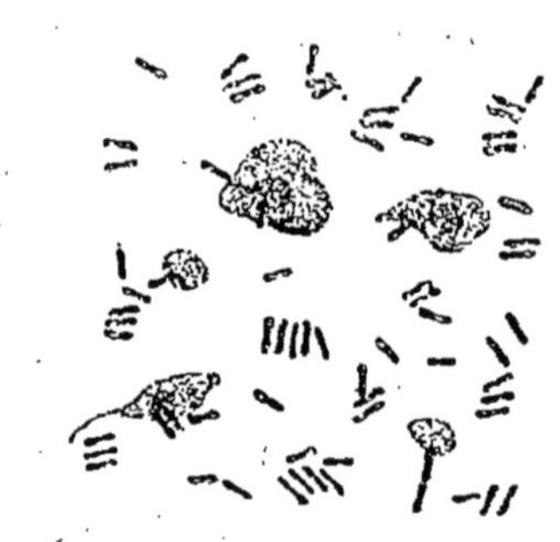

Fig. 1. — Bacilles de la tuberculose.

Ces bacilles sont remarquables par leur grande vitalité : c'est ainsi que des crachats de tuberculeux, desséchés, réduits en poussière, redeviennent virulents au bout de six mois si on les humecte, comme le prouve leur injection dans le tissu des cochons d'Inde qui sont ainsi rapidement atteints de tuberculose et y succombent.

Voilà donc, dans le cas qui nous occupe, l'assaillant, qui existe dans l'air sous forme de milliers de bacilles, et dont l'ambition constante est de trouver une demeure chaude et nourrissante, où il pourra vivre dans l'abondance et procréer une famille. Cette demeure c'est par excellence le corps des animaux et surtout le corps humain. Cependant, pour ne pas épouvanter le lecteur, nous devons reconnaître que l'air n'est pas toujours infecté de microbes : l'air des campagnes, des montagnes, l'air des larges avenues bien aérées est pur ou à peu près pur : il n'en est pas de même de l'atmosphère qui entoure les tuberculeux : ici, l'homme est l'empoisonneur de l'homme, car le malade, dont le corps est la proie des bacilles, rejette de ces germes par sa toux ou ses crachats et vicie l'air qui l'environne. C'est par cette voie que la tuberculose se propage le plus souvent : la principale porte par où pénètre le bacille est dans l'appareil respiratoire.

a) Respiration. — Un tuberculeux crache par terre ou dans un crachoir garni de sciure de bois ; bientôt le crachat se dessèche et se réduit en une poussière fine que le vent disperse : dès ce moment, l'air est infecté. Supposons que cet air soit respiré par un sujet *prédisposé* (terme que nous développerons à loisir dans le pages suivantes) : le bacille est donc aspiré par ce sujet et pénètre dans ses voies respiratoires : il y choisit un coin à sa convenance et s'y fixe. Il y pullule bientôt et la maladie se déclare.

L'air des chambres de malades, celui des salles d'hôpital, sont donc nuisibles, à moins que les précautions indispensables ne soient prises : ces précautions consistent à faire cracher les malades dans des crachoirs remplis d'eau ou d'une solution antiseptique (phénol, sublimé, formol, etc.) et à vider chaque jour ces crachoirs : il est bon, en outre que ces salles soient souvent désinfectées par des pulvérisations antiseptiques, et que l'air y circule abondamment. Grâce à ces précautions, l'entourage du malade sera à l'abri d'une contagion toujours possible, et assez fréquente, ainsi qu'en témoigne le pourcentage élevé des cas de tuberculose parmi les médecins et les infirmières (1).

Contre un danger connu, on peut donc se défendre. Il n'en est pas de même du risque de contagion dans les bureaux d'employés, dans les ateliers et surtout dans les chambrées. Ici, la vie en commun est dangereuse, parce qu'un individu y peut y contaminer de nombreux camarades sans qu'on s'en doute. On vit ensemble ; l'air circule peu, les respirations alourdissent l'air ; un tuberculeux encore capable de travailler crache par terre et des millions de bacilles sont ainsi mis en liberté et aspirés. La plus redoutable et la

(1) Dans les chambres de malades, on renoncera à l'époussetage et au balayage à sec, qui font voltiger les poussières : on lavera simplement le parquet avec un linge humide.

plus fréquente des contagions s'exerce ainsi à la chambrée. Là, pendant les longues nuits d'hiver, un tuberculeux peut semer le germe et empoisonner de nombreux camarades. Mais, dira-t-on, les médecins militaires ne réforment-ils pas les tuberculeux ? Cela devrait être ainsi, cependant tous ceux qui ont vu fonctionner les conseils de revision savent qu'un jeune homme n'est examiné que bien sommairement et que pendant les deux ou trois minutes que dure l'examen, un cas quelque peu difficile ne peut être élucidé. Il est malheureusement certains que de nombreux tuberculeux sont déclarés bons pour le service et vont semer le poison à la caserne.

J'ai eu dernièrement l'occasion d'observer un fait lamentable, qui mérite d'être rapporté à l'appui de ce qui précède.

Un jeune homme d'apparence robuste, au retour de son service militaire, se plaignait d'affaiblissement général et de toux. Je l'examinai et constatai les signes d'une tuberculose pulmonaire assez menaçante. Or, ce jeune homme avait couché en chambrée, à côté d'un camarade qui, notoirement malade et tuberculeux, passait la moitié de son temps à l'infirmerie et qu'on renvoyait à la chambrée lorsque son état devenait un peu meilleur. Or, ce malade toussait et crachait beaucoup et toujours par terre, naturellement : ses camarades inhalaient donc chaque nuit un air chargé de bacilles. J'en ai connu et soigné ; un combien d'autres ont été atteints? Et combien de jeunes gens sont ainsi frappés chaque année en France?

La contagion conjugale s'effectue de la même façon. Et, fait assez curieux, il n'est pas rare de voir un des conjoints, communiquer à d'autres une maladie plus grave que celle dont il est atteint: c'est ainsi qu'une femme peut tuer successivement plusieurs maris, alors qu'elle continue à mener une existence maladive, mais relativement longue. Il faut remarquer qu'en effet que si le poison est le même, la résistance des sujets est variable.

Nous venons surtout d'insister sur le danger que présentent les crachats des tuberculeux: il en est de même de tous les produits pathologiques pus, déjections, etc, qui contiennent des bacilles et peuvent infecter l'atmosphère environnante. Enfin, les objets ayant appartenu aux tuberculeux doivent être désinfectés avec soin, lorsqu'ils doivent servir à d'autres personnes.

b) Alimentation. — La contagion par l'alimentation est beaucoup plus rare que celle qui a lieu par la respiration. Le principal facteur en est le lait de vaches tuberculeuses et la viande d'animaux contaminés. aussi est-il important de ne consommer que du lait bouilli et stérilisé et de la viande d'animaux sains.

Voici une observation typique:

« Le docteur Gosse, de Genève, fils et petit-fils

de médecins, a perdu en 1893, une jeune fille de 17 ans ; jusqu'à la fin de 1892, elle n'avait jamais présenté le moindre signe qui pût faire soupçonner l'existence de la tuberculose, mais, vers les premiers mois de 1893, elle commença à dépérir ; pendant dix mois, tous les médecins de Genève l'examinèrent sans en reconnaître la cause. Elle mourut. Le docteur Gosse eut le courage de faire l'autopsie, il reconnut l'existence de tubercules intestinaux et mésentériques. L'hérédité ne pouvait être mise en cause ; la localisation permettait d'incriminer l'origine alimentaire. La famille allait en effet le dimanche, dans une campagne où la jeune fille prenait du lait qu'on venait de traire. Après l'accident, on examina les cinq vaches qui s'y trouvaient : quatre étaient tuberculeuses. »

On voit donc que le poison tuberculeux peut s'introduire aussi facilement par le tube digestif que par l'appareil respiratoire et qu'il n'y est pas moins dangereux (1).

(1) Au récent Congrès de Londres, le professeur Koch — le savant allemand a qui l'on doit la découverte du bacille — a fait une déclaration vraiment sensationnelle. D'après lui, la tuberculose bovine ne serait pas transmissible à l'homme et il n'y aurait aucun danger à ingérer du lait ou de la viande provenant d'animaux contaminés. En attendant que ce fait soit dûment établi, nous conseillons la plus grande réserve à ce sujet.

c) Inoculation. — C'est l'introduction par une plaie ou sous la peau du germe infectieux. C'est un mode de contagion surtout employé dans les laboratoires pour les expériences sur les animaux. Il peut cependant s'effectuer accidentellement chez l'homme. Une lancette à vaccin, un bistouri, etc., peuvent être porteurs de bacilles et empoisonner l'individu. D'autres fois, on peut, par une écorchure ignorée ou négligée, s'inoculer le poison, si l'on prend contact avec des plaies tuberculeuses ou des produits pathologiques.

Telles sont les voies ordinaires de la contagion, mais on comprendra que nous ne pouvons énumérer tous les modes de la contagion possible : nous venons plutôt de tracer une sorte de canevas que l'imagination de chacun pourra remplir afin de dépister et d'éviter le danger sous toutes ses formes.

II. — Le terrain humain.

En considérant avec quelle ténacité, quelle constance et quelle ingéniosité l'ennemi nous attaque, le lecteur a dû éprouver un sentiment d'effroi, et se demande peut-être comment tous les hommes ne sont pas atteints.

C'est ici que nous devons faire intervenir un élément important dans la question : la qualité du terrain. De même que toutes les terres ne sont pas aptes à faire fructifier la semence, de même

tous les hommes ne présentent pas des disposi-
tions favorables à la vie du bacille. Les exemples
de ce fait sont innombrables. Sur dix personnes
exposées à la même contagion, quelques-unes sont
frappées, les autres résistent. Le professeur
Straus fit autrefois une recherche intéressante :
il examina chez toutes les personnes de son
service d'hôpital — élèves, infirmiers, etc. — le
mucus nasal au point de vue microbien. Comme
de nombreux tuberculeux étaient traités dans ce
service, on ne sera pas étonné d'apprendre que
toutes les personnes examinées hébergeaient dans
leur nez de nombreux bacilles. Or, toutes ces
personnes étaient en bonne santé et aucune n'est
devenue tuberculeuse. Il résulte de ce fait que,
même assailli par le bacille, l'homme peut
encore se défendre victorieusement et le rejeter
ou le tuer.

Il convient donc d'examiner quels hommes
triomphent du bacille, et quels autres sont vain-
cus par lui ; nous pourrons tirer de cet examen des
conclusions pratiques de la plus haute importance.

En premier lieu, l'*hérédité* joue un grand rôle,
soit que les parents transmettent à leurs enfants
de véritables lésions tuberculeuse, soit qu'ils ne
leur lèguent que la prédisposition à la maladie.
C'est ici l'occasion de répéter, avec les hygiénistes,
de quelle importance est la santé des époux, non
seulement pour eux-mêmes, puisque la contagion

conjugale est établie, mais encore pour leurs descendants. D'une manière générale, les délicats, les faibles sont plus facilement atteints que les autres : le but des parents sera donc d'imposer à leurs enfants une éducation où les exercices physiques seront pratiqués avec soin : le corps devra toujours être exercé avec autant de sollicitude que d'intelligence.

Tous les *âges* peuvent être frappés, mais c'est surtout dans l'âge moyen de la vie que la phtisie fait le plus de victimes, car c'est à cette époque de l'existence qu'on se dépense le plus et que le surmenage a lieu d'habitude. Les vieillards n'échappent pas à la maladie. Et ici, nous devons mentionner un fait bien consolant. Il n'est pas rare, dans les hospices de vieillards, de constater à l'autopsie de sujets morts d'affections diverses, de véritables lésions tuberculeuses cicatrisées. Les porteurs de ces lésions ont été atteints par la maladie à une période de leur existence et ont guéri complètement, puisqu'ils ont pu continuer leur carrière sans encombre.

Les deux *sexes* sont frappés également. Il faut cependant considérer que, d'habitude, la femme est plus sobre que l'homme et qu'elle se surmène moins, d'où une légère différence en faveur de la femme. Néanmoins la maternité, avec ses fatigues et ses maladies est une condition défavorable à cette dernière.

Toutes les maladies, en affaiblissant l'organisme peuvent prédisposer à la tuberculose : aucune affection n'en défend. Tout au plus peut-on ajouter que chez les arthritiques (rhumatisants. goutteux, etc.) la maladie a une tendance à être moins grave.

Le *mode d'existence* est important à considérer. Quoique la tuberculose frappe presque indistinctement riches et pauvres, il est certain que la misère est une condition très favorable à son éclosion. Ceux qui sont privés du nécessaire : les malheureux qui sont mal nourris et mal vêtus sont une proie facile pour le bacille. De même, ceux qui travaillent au dessus de leurs forces et qui dépensent trop : que l'organisme arrive à être en déficit soit par excès de dépense, soit par insuffisance de recettes, le résultat est identique.

Et ici, nous arrivons à parler de l'*alcoolisme*, véritable plaie sociale, qui a la propriété reconnue par tous les médecins, de préparer singulièrement à la tuberculose. En effet, l'alcoolique corrode et brûle son estomac, lequel se refuse à ses fonctions normales, et l'on sait que les alcooliques ont rarement un bon appétit. De plus, tous les organes étant imbibés par le poison, l'organisme entier est en mauvaise posture pour résister à un ennemi aussi redoutable que le bacille tuberculeux. « La phtisie se prend sur le zinc », a dit d'une façon pittoresque le professeur Hayem et c'est une assertion contrôlée chaque jour dans les hôpitaux.

2

Cependant, nous sommes d'avis qu'il faut distinguer et ne pas tomber dans l'exagération de certains médecins qui proscrivent l'alcool sous toutes ses formes en le déclarant toujours un poison. Nous pensons que l'alcoolisme n'a fait autant de ravages que depuis que les progrès industriels ont permis de jeter dans le commerce de nombreuses liqueurs distillées, additionées d'essences diverses. Ce qui produit cet alcoolisme abominable, père de la tuberculose, de la folie et corrupteur de la race, ce sont l'eau-de-vie, les absinthes, les amers, etc. Nous pensons que le vin naturel doit être mis à part de cette liste néfaste, et que pris en quantité raisonnable (un litre par jour au grand maximum), il doit être considéré comme un aliment salutaire.

L'innocuité du vin a frappé certains médecins assez indépendants pour se soustraire aux opinions à la mode. En effet, dans les pays de vignobles, où les eaux-de-vie et autres liqueurs distillées sont inconnues, on n'observe que peu d'alcooliques et leur alcoolisme diffère notablement de celui des grandes villes en ce qu'il est moins dangereux. Enfin, l'expérience des siècles, qui n'est jamais à négliger, montre que nos pères appréciaient le bon vin, qu'ils en consommaient et que, pour la plupart, ils conservaient très tard une robuste santé. Peut-être pourrait-on conclure que si l'alcool est un poison — et la preuve en est faite — il se trouve dans les vins, des substances qui neutralisent sa toxicité et qui lui enlèvent ses propriétés nocives. Le vin blanc et surtout le vin rouge sont donc recommandables et constituent un aliment précieux, et, tout en proscrivant des liqueurs distillées, nous conseillons l'usage les liqueurs fermentées.

En ce qui concerne les *professions*, nous pouvons dire d'une façon générale, que celles qui comportent le contact constant des malades (médecins, infirmiers), l'entassement à l'atelier, dans les bureaux où à la chambrée, le travail sédentaire, l'absence d'exercice, toutes ces professions sont nuisibles et préparent l'homme à la maladie. Nous savons, en effet, que l'homme est fait pour la vie active au grand air, et que tout ce qui tend à transformer son existence naturelle, amoindrit sa vitalité et sa résistance.

L'habitation salubre est aussi une condition importante de la santé. A Londres, dans les quartiers sombres et populeux, la phtisie fait deux fois plus de victimes que dans les quartiers riches et ensoleillés : car l'air et le soleil sont aussi indispensables à l'organisme que les aliments eux-mêmes. L'aération constante, même la nuit, même en hiver est toujours à recommander à l'homme sain et surtout au malade. Cette aération constante constitue même un point important du traitement de la phtisie. Nous y reviendrons plus loin. Pour l'instant, nous la recomcandons aux personnes en bonne santé : elle ne présente jamais aucun danger, pourvu que le corps soit bien couvert et que l'on s'y habitue graduellement. On commencera par tenir ouverte pendant la nuit la fenêtre d'une chambre contiguë et deux jours après on entr'ouvrira la fenêtre de la chambre à coucher. C'est là une habitude aisée à prendre, et, lorsqu'on y est fait, on n'y renonce pas facilement.

A une certaine époque, la question des *climats* a passionné les médecins, au point de vue du traitement de la tuberculose. En effet, disait-on, le meilleur climat, celui que doivent adopter les malades, sera celui de la contrée où il n'y a pas de tuberculeux, car ce climat sera l'adversaire naturel de la maladie. On a reconnu depuis que cette idée était fausse, car il est prouvé aujourd'hui que la tuberculose peut sévir sous toutes les latitudes si les hommes présentent des conditions favorables à son éclosion. La maladie était inconnue dans certaines régions du Brésil et du Mexique, sur certains hauts plateaux ; elle y existe actuellement, car la population y est entassée, quelquefois misérable, surmenée et alcoolique.

On a envoyé successivement les malades en plaine, sur les montagnes, sur les plages, en pleine mer, au midi et les résultats généraux de ces déplacements sont trop peu nets pour que les médecins soient définitivement fixés.

Nous n'avons donc à retenir qu'une chose : c'est que la question du climat dans la genèse de la phtisie est indifférente ; d'une manière générale, ont peut jouir d'une bonne santé sous tous les climats, pourvu que l'air soit pur et que les conditions d'existence soient favorables à la vigueur et à la résistance de l'organisme.

DEUXIÈME PARTIE

Comment on se défend contre la Tuberculose
quand on en est atteint.

I. — Aperçu général de la maladie.

Nous venons de voir comment le microbe ennemi acharné et subtil pénètre dans l'organisme et comment il s'y installe lorsqu'il n'est pas efficacement combattu et détruit dans l'intérieur du corps humain. Dès ce moment l'homme est atteint de tuberculose ; nous prendrons pour type la tuberculose pulmonaire (phtisie), la plus fréquente des localisations du bacille (1).

La tuberculose pulmonaire peut évoluer *très rapidement* (quelques jours) — on l'appelle alors aiguë ; — *rapidement* (six semaines à deux mois) — elle est alors subaiguë ou galopante ; *lentement* (plusieurs années) — elle est dite chronique.

Les deux premières formes sont plus rares et le plus souvent sans remède ; elles présentent

(1) Il ne faut pas ignorer, en effet, que le bacille peut attaquer tous les organes : os, peau, larynx, foie, estomac, etc.

donc moins d'intérêt général que la forme chronique qui est incomparablement plus répandue et plus susceptible d'amélioration et de guérison.

Voici en quelques mots la marche typique de la tuberculose pulmonaire à forme chronique.

Premier degré. — Un sujet constate un trouble général de sa santé : il se fatigue facilement et ne peut plus produire la somme de travail habituelle. La respiration est un peu courte ; il est obligé de s'arrêter en marchant ou en montant un étage. Une toux apparaît, sans expectoration. Le sommeil est troublé soit par un peu de toux, soit par un réveil brusque accompagné de palpitations et de sueurs abondantes. Enfin, l'appétit diminue notablement et on note de l'amaigrissement.

De nombreux malades, traités à temps ou suffisamment résistants, ne dépassent pas ce premier degré ; mais il en est beaucoup d'autres qui le franchissent et arrivent au :

Second degré. — Les signes généraux s'accentuent : l'appétit se perd, l'amaigrissement s'accuse davantage ; les forces fléchissent d'une manière inquiétante. D'autre part, la toux s'installe définitivement ; ce n'est plus une toux sèche et légère, comme précédemment, mais une toux fréquente, quinteuse, fatigante et accompagnée de crachats épais, quelquefois sanglants. Enfin, la fièvre peut faire son apparition et revenir régulièrement chaque soir.

Troisième degré. — La lésion pulmonaire s'est aggravée au point de produire au sein du poumon une cavité, une *caverne*. Tous les symptômes énoncés plus haut s'aggravent. La toux est plus pénible et plus fréquente — au point d'amener des vomissements après les repas ; — l'expectoration est abondante, épaisse, quelquefois sanglante ; l'appétit est nul, les digestions sont difficiles, la diarrhée s'installe, l'amaigrissement est extrême, la fièvre est constante. A ce moment, le malade n'a plus que peu de résistance ; c'est une loque humaine que la marche toujours croissante de la maladie ne tarde pas à emporter.

Contre une aussi redoutable affection, les traitements ne manquent pas : nous allons les passer en revue. Mais il faut savoir que plus la maladie est dépistée de bonne heure et plus il y a chance d'obtenir une guérison réelle et durable. On a vu combien le *premier degré* a des chances d'être méconnu : on s'affaiblit, on tousse un peu, mais l'on n'interrompt pas ses occupations. On croit n'être atteint que d'un rhume un peu prolongé, ou bien l'on pense à l'anémie, affection relativement rare, mais qu'on invoque généralement pour expliquer la diminution des forces d'un sujet. Et à ce moment, quand il serait si essentiel de se soigner méthodiquement, l'on se néglige, ou l'on se traite soi-même avec des vins médicamenteux ou des drogues qui dérangent l'estomac et abolissent complètement un appétit qui commence à diminuer. Heureux les malades assez sages pour s'arrêter à temps et pour se confier à un médecin instruit qui les oriente vers la guérison !

II. — Traitement de la tuberculose pulmonaire.

Le traitement de cette grave maladie est double : il comporte d'une part, les soins spéciaux d'hygiène propres à mettre l'organisme en état de lutter, et d'autre part, le traitement médicamenteux destiné à combattre la maladie.

A. *Traitement diététique ou hygiène spéciale des tuberculeux.*

Ici, tous les médecins sont d'accord. Il faut placer le malade dans les meilleures conditions possibles pour que ses organes fonctionnent vigoureusement.

L'organisme débilité, nous l'avons vu, offre une proie facile au bacille ; les fatigués, les misérables, les mal nourris, les entassés sont surtout atteints : il convient donc que le malade se repose, soit bien nourri et respire largement.

Repos. — Suivant le degré de la maladie, on conseille soit la diminution du travail et le ménagement, soit le repos complet sur une chaise longue ou au lit. Certes, nous nous rendons bien compte en écrivant ces conseils, qu'ils pourront paraître dérisoires à ces pauvres gens qui doivent travailler chaque jour, sous peine d'être privés de pain, eux et leur famille. Mais il n'est pas inutile de les énoncer, car le repos est une des conditions primordiales du succès et les progrès de la solidarité humaine, doivent le rendre possible à tous ceux qui en ont réellement besoin.

Alimentation. — De même, il importe que les malades puissent être bien nourris, car l'inanition à elle seule peut engendrer la maladie. Il faut se nourrir d'aliments substantiels et sains : nous ne conseillons pas la *suralimentation* à outrance, nous en avons vu de tristes effets. « Qui veut voyager loin ménage sa monture », dit le proverbe ; or, nos organes digestifs, qui ne demandent d'ordinaire qu'à fonctionner, se rebutent si on les surcharge, et si la digestion n'est plus parfaite, ou bien l'appétit disparaît, ou bien les aliments ingérés ne sont plus assimilés, ne *profitent* plus. Bien des dyspepsies, bien des diarrhées rebelles sont produites par une suralimentation opiniâtre et inintelligente. Donc, il faut bien manger, mais ne pas pécher par excès.

On ne saurait déterminer un régime qui convienne à tous les malades : chacun a ses aptitudes digestives et ses goûts ; voici pourtant un programme type qui pourra être modifié suivant les cas :

7 heures du matin : café au lait, chocolat au lait, ou bien un œuf à la coque, ou bien une tranche de viande froide, pain et beurre.

10 heures du matin : pain et beurre.

Midi : deux œufs, ou poisson, ou viande grillée ; une viande en ragoût, un légume, fromage, fruits, vin ou bière, café.

4 heures : viande froide, ou chocolat cru, ou compote, pain et beurre.

7 heures : même menu qu'au repas de midi, le potage en plus ; remplacer les fruits par un entremets.

Si le malade suit ce régime et mange avec appétit, il est bien près de se tirer d'affaire. Mais il ne faut pas qu'à l'occasion d'un malaise d'estomac, presque toujours fugitif, il vienne à prendre des drogues ou à restreindre son régime. Dans ces cas, un laxatif comme la rhubarbe (0,50 à 1 gr.) suffit d'ordinaire à rétablir les fonctions digestives, avec une journée ou une demi-journée de diète relative (du lait et des œufs). Qu'on le sache bien, les soi-disant drogues digestives ne font que troubler davantage la digestion.

On ne tardera pas à constater par l'augmentation du poids les bons effets du régime alimentaire et l'on sait que lorsqu'un tuberculeux engraisse, il peut être considéré comme près de la guérison.

Une objection se présente néanmoins à ce beau programme alimentaire. Il arrive trop souvent que le malade n'ait que peu d'appétit et réponde qu'il lui est impossible de manger. Deux cas peuvent se présenter. Ou bien le tube digestif est en mauvais état, la langue est blanche, l'estomac souffre, et alors il y a lieu de ménager le malade et de le traiter ; ou bien le malade a peur de manger : il craint de ne pouvoir digérer les aliments qu'on lui offre et croit qu'ils ne *passeront* pas.

Ce dernier cas est très fréquent : beaucoup de gens, faits pour bien manger et pour bien digérer se mettent au régime, renoncent à une séric de mets qu'ils qualifient de lourds : d'autres fois, ils décident de supprimer ou de diminuer considérablement le repas du soir, sous prétexte qué le sommeil sera meilleur. De suppression en suppression, ils finissent par se nourrir insuffisamment et souffrent d'une véritable inanition méconnue. On peut rencontrer dans le monde de nombreux exemplaires de ce type et malheureusement les médecins sont parfois les premiers coupables, en prescrivant des régimes pour les problématiques dyspepsies que leur accusent les malades. Or, il faut manger pour vivre : c'est une loi inéluctable pour tous et surtout pour les tuberculeux.

Il faut savoir que l'organisme et l'estomac réclament une nourriture quotidienne abondante et que le tube digestif est fait pour digérer les aliments que nos pères ont choisis par instinct et par expérience.

Nous mettons à part, naturellement, les affections bien caractérisées de l'estomac, mais si, par exemple, certain jour où l'on est fatigué, mal disposé, un mets semble « rester sur l'estomac », il ne faut pas en conclure, comme on le fait souvent, que l'on ne digère pas ce mets, car on le digèrera un autre jour, et l'exclusion successive des aliments ouvre la voie aux régimes restrictifs dont nous avons parlé et qui préparent l'inanition.

Aération. — L'homme n'a pas moins besoin d'air que d'aliments. Nous avons vu que l'encombrement, le séjour dans des locaux mal aérés prédisposent très nettement à la tuberculose et la plus robuste santé ne pourrait résister à la réclusion dans une chambre sans air.

Si nous avons conseillé aux gens bien portants de vivre constamment à l'air — c'est-à-dire de dormir la fenêtre ouverte ou entr'ouverte — à plus forte raison, le conseillons-nous aux tuberculeux, dont la fonction respiratoire se trouve un peu diminuée, et qui ont besoin de suppléer par l'abondance et la pureté de l'air, à la diminution de leur capacité pulmonaire.

Et qu'on ne croie pas que l'aération continue présente quelque danger, même pour les malades gravement atteints. Bien couverts, évitant toute chance de refroidissement, ils peuvent, à la chaise longue le jour et au lit la nuit, séjourner impunément dans une chambre où le visiteur non habitué souffrira du froid. L'expérience constante de cette aération continue jusqu'à une température de — 4° prouve que ce n'est pas là une vue de l'esprit. Nous conseillons néanmoins de s'habituer progressivement à cette vie à l'air. On commencera par entr'ouvrir la fenêtre d'une chambre contiguë et l'on en arrivera, à la grande satisfaction du malade, à maintenir la fenêtre de la chambre à coucher largement ouverte jour et nuit.

Cette question de l'aération nous amène à dire un mot des climats salutaires aux malades. Il faut bien qu'on le sache : il n'y a pas de climat curateur de la tuberculose. Cette affection peut sévir sous toutes les latitudes, en plaine ou sur les montagnes, si les conditions qui la suscitent se trouvent réunies. Autrement dit, tous les airs sont bons pourvu qu'ils soient purs et que les malades soient bien guidés. Ce qui est particulièrement nuisible pour eux, c'est le vent et le froid humide.

En résumé, on peut tout aussi bien guérir à Paris qu'à Cannes ou à Alger et les malades ne doivent jamais se désoler quand leurs moyens ou les circonstances ne leur permettent pas un déplacement coûteux.

B. *Traitement médicamenteux.*

Contre une maladie aussi grave et aussi répandue que la phtisie, de nombreux traitements ont été essayés et préconisés. Cette brochure ne suffirait pas — à beaucoup près — à énumérer les méthodes thérapeutiques qui se sont succédées depuis le commencement du siècle, méthodes vantées chaleureusement, puis abandonnées peu après.

Actuellement, la tendance médicale semble presque être l'abstention médicamenteuse, car de très nombreux médecins insistent surtout sur les conditions hygiéniques ci-dessus et envoient leurs malades respirer l'air des montagnes ou de la campagne. Non seulement ce découragement est déplorable, mais il ne nous semble pas justifié et nous pensons qu'un traitement médicamenteux bien conduit est de la plus haute utilité : nous en avons observé de nombreux exemples.

La plupart des méthodes préconisées comportent l'ingestion des médicaments par la bouche : c'est énoncer leur plus grave défaut. Quelle que soit la valeur de la créosote, du gaïacol, qui en est extrait, ou de l'huile de foie de morue — les plus estimés de tous — c'est compromettre les fonctions digestives que d'en faire absorber régulièrement dans une aussi longue maladie : et nous avons dit que la guérison du phtisique sera d'autant plus probable qu'il se nourrira mieux. La dose habituelle de la créosote est de 0,50 à 1 gr. par jour, — et même plus, — quant à la dose de l'huile de foie de morue, elle n'est réglée que par la complaisance de l'estomac, (minimum quatre cuillerées à bouche, maximum 100 à 150 grammes).

Théoriquement ces deux médicaments sont très puissants, et ils se montrent réellement tels chez les malades doués d'un estomac très vigoureux. Mais, combien ne supportent pas ces médicaments ! Combien de fois produisent-ils des aigreurs, des lourdeurs, la perte de l'appétit, la diarrhée ! Alors, le remède est pire que le mal, car le tuberculeux qui ne se nourrit plus suffisamment recule vite.

Chez certains médecins, la foi dans les médicaments est fort vive, et les pousse à négliger les troubles gastriques qu'ils déterminent. J'ai eu l'occasion de voir un malade qui se plaignait de ne pouvoir supporter l'huile de foie de morue créosotée que lui avait prescrite un des médecins les plus éminents de Paris. Comme il se plaignait de troubles de l'estomac, son médecin lui enjoignit de négliger ces inconvénients et de continuer à prendre son huile. Voilà un médecin qui ne se souvenait plus d'un des principes primordiaux de l'art médical : « *Primo non nocere.* » « D'abord, il importe de ne pas nuire. »

L'arsenic, le cacodylate de soude, l'iodoforme, les essences végétales sont aussi d'excellents médicaments, mais leur absorption par l'estomac présente de même de graves inconvénients.

C'est pour lutter contre le danger commun à tous les médicaments ingérés par l'estomac qu'on a imaginé la *méthode des injections hypodermiques*, grâce à laquelle les substances médicamenteuses sont lancées sous la peau, au moyen d'une seringue munie d'une aiguille creuse. Cette méthode constitue déjà un notable progrès sur la précédente, car grâce à elle, les médicaments sont absorbés en totalité rapidement et sans dommage par le tube digestif. Les reproches qu'on peut faire au traitement hypodermique sont divers. D'abord, il s'agit d'une piqûre et de l'insertion sous la peau de quantités parfois notables de médicaments, opérations qui amènent une certaine douleur ou au moins une certaine gêne de durée variable. Enfin, quoique théoriquement, on ne doivent jamais observer d'abcès, après une injection hypodermique, il n'est pas très rare d'en constater : abcès ou accidents inflammatoires comme de la rougeur étendue et de la gêne dans les mouvements pendant quelques jours.

On a eu l'idée également de traiter les maladies de l'appareil respiratoire en mélangeant à l'air inspiré par le malade des médicaments volatils qui, attirés dans les poumons lors de l'inspiration y exercent leur action et y sont absorbés. Cette idée du traitement par *inhalation* a tenté de tout temps les médecins. N'est-elle pas en effet fort séduisante ? Et l'idée de faire parvenir au siège même de la maladie les substances thérapeutiques n'est-elle pas de nature à satisfaire l'esprit ?

Sans parler de la respiration de l'air des étables ou de l'inhalation des senteurs balsamiques des forêts de pin — deux idées qui ont été exploitées sans grands résultats — nous arrivons aux traitements véritablement médicamenteux, pratiqués au moyen d'inhalations. On a essayé de saturer l'atmosphère du malade au moyen de pulvérisation de créosote, d'acide phénique et surtout d'essences végétales telles que celles du thym, de l'eucalyptus, etc., car ces dernières substances possèdent toutes des propriétés antiseptiques très énergiques.

La méthode par inhalations est bonne, cependant tous les traitements précédents n'ont donné que de maigres résultats : les médicaments pulvérisés ne pénètrent pas en assez grande quantité dans les poumons : une grande partie de l'inhalation est arrêtée dans le gosier et n'arrive pas au point où l'on désire la faire parvenir.

C'est frappé de ces difficultés que nous avons étudié le moyen de réaliser à la fois les avantages de l'injection hypodermique et de l'inhalation et que nous avons imaginé de faire pénétrer les substances médicamenteuses en nature directement aú sein de l'appareil respiratoire. A vrai dire, le problème avait été résolu il y a une vingtaine d'années par un médecin anglais nommé Beehag, qui avait pu projeter directement dans la trachée-artère quelques centimètres cubes d'huile mentholée, sans produire aucun accident. Depuis cette époque, divers médecins ont repris la méthode et tous ont recueilli d'excellents résultats.

Cependant, la méthode trachéale est restée ignorée pour diverses raisons. La première c'est que l'idée d'injecter des médicaments dans la trachée est une de celles qui effraient. « Quoi ! répond-on, une gorgée d'eau avalée *de travers*, produit des quintes de toux et vous voulez produire cette action avec des médicaments sur un malade ! » A cette objection, on ne peut répondre que par des faits. De nombreux médecins ont pratiqué avant nous l'injection trachéale, nous-même en avons fait des milliers, et *jamais*, l'injection bien faite n'a provoqué de toux.

Il n'en est pas moins vrai que lorsqu'on avale de travers, on tousse : nous n'y contredisons pas mais sans pouvoir expliquer la raison de cette différence, nous affirmons, instruit par une expérience déjà longue, que l'injection dans la trachée ne fait pas tousser, et ne cause pas le moindre trouble respiratoire.

L'autre raison de la non-diffusion de ce traitement si rationnel, c'est la petite difficulté de sa pratique : nous disons qu'elle ne présente plus aujourd'hui aucune difficulté, car nous avons pu arriver à faire construire un modèle spécial de seringue et à régler la petite opération de telle façon que tout praticien peut l'effectuer aisément. Autrefois au contraire elle était assez difficile

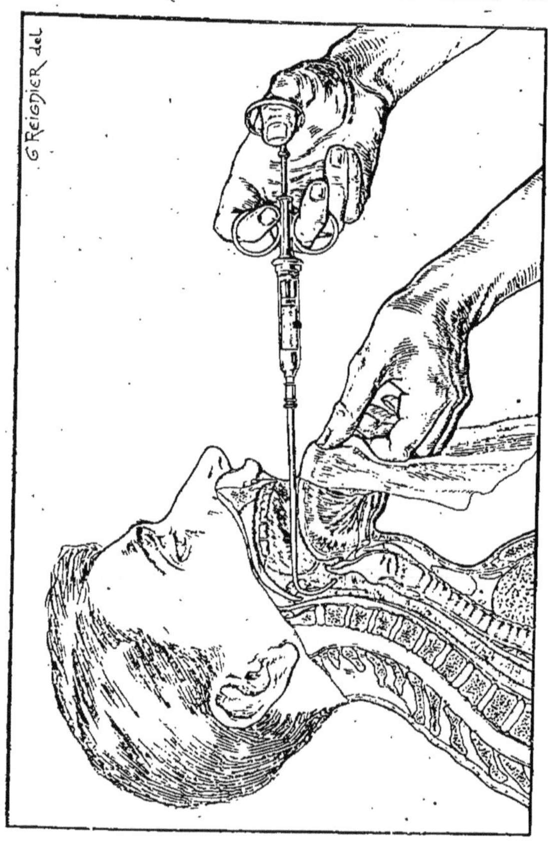

Fig. 2. — Pratique de l'injection trachéale.

pour ne pouvoir être pratiquée que par un spécialiste des maladies du larynx.

On peut voir sur la figure ci-contre comment nous pratiquons l'injection trachéale. La courbure de la seringue est telle qu'elle peut épouser la convexité, réunie de la base de langue et de l'épiglotte : en effet lorsque la langue est maintenue hors de la bouche, elle attire à elle l'épiglotte qui se relève et ouvre l'orifice du larynx. Le liquide est donc lancé dans cet orifice ou même dans la concavité que lui présente la face postérieure de l'épiglotte, laquelle agit au besoin, comme une gouttière et conduit le liquide dans le larynx (1).

L'opération est simple, nullement pénible, puisque l'instrument n'entre en contact avec aucun organe et très rapide. L'introduction du liquide dans la trachée donne seulement lieu à une sensation de fraîcheur plutôt agréable qui descend dans la poitrine. Et ce liquide, lancé directement, descend bien dans la poitrine : il n'est pas avalé : nous l'avons prouvé par des arguments trop techniques pour être indiqués ici.

Enfin, nous pouvons dire en connaissance de cause que l'injection trachéale n'a rien de gê-

---

(1) On sait que le larynx, où se forme la voix, surmonte la trachée, qui conduit l'air aux poumons. C'est par l'orifice du larynx que l'air passe donc, et c'est par cette voie naturelle que nous lançons les médicaments.

nant : le malade, habitué au traitement après deux ou trois séances, vient recevoir son injection et rentre chez lui sans y penser — s'il y pense, c'est pour s'en louer.

On voit donc l'avantage de l'injection trachéale sur l'injection hypodermique, qui nécessite une piqûre à chaque séance et l'insertion sous la peau de solutions parfois abondantes.

L'injection trachéale telle que nous venons de la présenter est donc un mode thérapeutique sans danger, aisément supporté et rapide.

Mais il présente encore bien d'autres avantages. Au moyen de cette injection, nous avons voulu administrer au malade les subtances les plus actives contre le bacille et les plus bienfaisantes pour les bronches et pour le larynx ce sont : le gaiacol, l'iodoforme, les essences de thym, d'eucalyptus, de cannelle, de win tergreen le bromoforme. L'action microbicide de ces médicaments a été mise en lumière depuis longtemps, et en réalité ce sont ceux qu'on emploie le plus contre la tuberculose.

Pour les faire supporter, nous les injectons disscus dans l'huile d'olive stérilisée. laquelle est un aliment de premier ordre (1).

Voyons maintenant comment agit le liquide

(1) Nous avons d'ailleurs exposé ce traitement en détail à l'Académie de médecine le 20 juin 1899 et le 30 janvier 1900.

injecté dans la trachée : il descend le long de ce conduit et le long des bronches, comme une goutte de pluie sur un mur ; étant huileux, il s'étale aisément et forme une surface assez étendue, de laquelle se dégagent les médicaments ci-dessus mentionnés, lesquels sont tous volatils.

Cette évaporation est favorisée par le jeu de la respiration : car l'air inspiré et l'air expiré balaient constamment cette vaste surface. Or, à chaque inspiration, l'air se charge de vapeurs médicamenteuses et va les porter dans les profondeurs des poumons : il s'agit donc là d'une inhalation extrêmement puissante puisque le foyer de cette inhalation, au lieu de se trouver à quelques centimètres de la bouche du malade, est introduit au sein même de ses organes respiratoires (1).

Cette inhalation a une durée de plusieurs heures, puis les médicaments sont absorbés *en totalité* et passent dans le sang : mais ils ne

(1) Par cette description de l'injection trachéale, le lecteur peut se rendre compte que ce mode d'introduction des médicaments est une méthode générale, non pas exclusivement réservée à la tuberculose, mais applicable aux affections des organes respiratoires de tout et de toute nature : on la pratique, en effet, avec autant de succès dans les laryngites, trachéites, bronchites, catarrhes, dilatation des bronches, etc. Or, la tuberculose pulmonaire rentre dans la catégorie précédente, et c'est à ce titre que ce traitement véritablement direct mérite de lui être appliqué.

restent pas dans le sang, car ce dernier s'en dé-
barrasse en les déposant dans les poumons qui se
chargent d'exhaler les substances volatiles intro-
duites dans l'économie.

Il y a donc ici une seconde action théraj eu-
tique exercée sur le tissu des poumons qui, après
avoir été baigné par l'air inspiré chargé des
vapeurs salutaires, est maintenant pénétré par
ces vapeurs qui viennent de l'intérieur pour être
rejetées à l'extérieur.

On voit donc que cette action thérapeutique est
double : dans l'injection sous la peau, cette
action n'est que simple, puisque le contact des
médicaments avec le tissu pulmonaire a lieu seulement lors de l'expulsion de ces médicaments,
seconde phase de l'action thérapeutique lors de
l'injection trachéale.

Quant aux effets de la médication trachéale,
nous en avons toujours été fort satisfait : les
essences végétales ont un effet tonique et apéritif :
l'appétit renaît, l'estomac fonctionne normale-
ment. La toux diminue, l'expectoration est faci-
litée, car les injections délaient et mobilisent les
crachats ; la respiration devient plus ample ; les
bronches se nettoient ; les poumons se déconges-
tionnent. Enfin, comme sanction suprême du traitement, les malades augmentent de poids.

On pardonnera ces développements sur l'ins-
jection trachéale à un fervent partisan de ce
mode de traitement : nous avons pu bien souvent

en constater l'excellence et nous savons que si l'idée de ce traitement est séduisante en théorie, son application pratique est non moins excellente.

Nous avons la conscience d'avoir simplifié au possible la technique de l'injection trachéale et notre grande ambition serait de la voir aux mains de tous les médecins (1).

Nous en avons terminé avec l'exposé du traitement de la tuberculose. Nous avons omis à dessein les essais de vaccination et d'inoculation, qui, jusqu'à présent, n'ont rien produit. Mais nous mentionnerons pour mémoire certains traitements par l'électricité qui sont bienfaisants à un point de vue général, car ils peuvent augmenter la vitalité et la résistance du malade. On voit que le malade doit et peut se traiter avec confiance. La médecine est armée : si cette affection est grave, elle est curable : sa guérison est une affaire de patience, de soins et de volonté.

(1) Si le lecteur désire de plus amples renseignements, nous nous permettons de lui indiquer notre mémoire intitulé : *Traitement de la tuberculose et des affections respiratoires chroniques par les injections trachéales.* Soc. d'édition scientif. Paris, 1900.

TABLE DES MATIÈRES